DES RÉSULTATS

DE LA

LITHOTRITIE

MÉTHODIQUEMENT APPLIQUÉE

AUX SEULS CAS QUI LA COMPORTENT,

PAR

Le docteur CIVIALE.

PARIS.

IMPRIMERIE DE L. MARTINET, RUE JACOB, 30.

1847.

DES RÉSULTATS

DE LA LITHOTRITIE

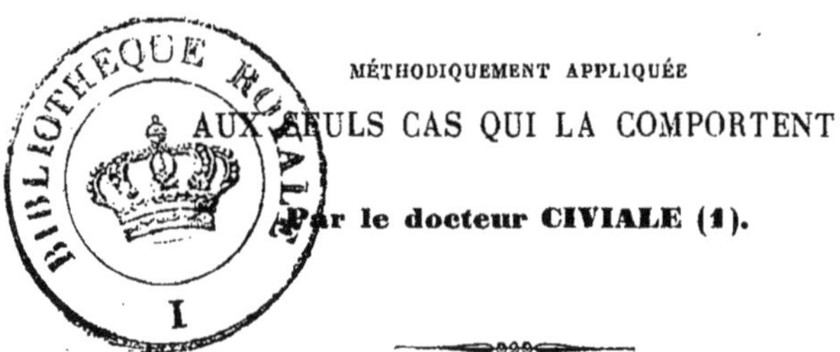

MÉTHODIQUEMENT APPLIQUÉE

AUX SEULS CAS QUI LA COMPORTENT.

Par le docteur CIVIALE (1).

Mes premiers faits pratiques de lithotritie datent, comme on le sait, de 1824; ils ont été obtenus à l'aide d'un appareil instrumental et par un procédé opératoire dont j'avais présenté les éléments à la Faculté de médecine en 1818, que j'ai modifié, perfectionné et expérimenté de 1819 à 1822, que j'appliquai à l'homme en 1823, et qui, l'année suivante, reçut, avec la sanction publique de l'expérience, l'approbation de l'Institut. C'est par l'emploi presque exclusif de ces instruments et de ces procédés que les opérations de lithotritie ont été exécutées de 1824 à 1832. Je me crois d'autant plus obligé de récapituler ces faits, que la rivalité et la prévention ont cherché à en détruire la portée.

En 1824, 14 malades, dont une femme, furent opérés; 13 guérirent, le quatorzième périt d'une maladie étrangère à l'opération. Chez l'un, la pierre avait un haricot pour noyau, circonstance intéressante, en ce qu'elle prouvait la possibilité d'extraire de la vessie, à l'aide de mes instruments, des corps étrangers autres qu'un calcul, malgré les difficultés, toujours plus grandes, qui se rencontrent alors. Du reste, sous le rapport du nombre, du volume, de la dureté des calculs et des lésions organiques de la vessie ou de la prostate, ces divers faits préparèrent la solution des problèmes que la théorie avait soulevés dès le premier moment.

En 1825, j'opérai 16 malades nouveaux, du sexe masculin;

(1) Extrait du *Traité pratique et historique de la lithotritie*, Paris, 1847, 1 vol. in-8° avec planches.

10 avaient moins de soixante ans, et 6 avaient dépassé cet âge; tous guérirent. Parmi eux s'en trouvaient trois dont la cure fut remarquée : le célèbre facteur de pianos Érard, l'amiral Desrotours, dont la guérison prompte et facile, malgré le volume de la pierre, fit une grande sensation dans Paris, et le docteur Broussaud, qui communiqua à l'Académie de médecine les détails de l'opération subie par lui.

13 malades furent opérés dans les premiers mois de 1826, toujours avec le même succès, ce qui faisait un total de 43 calculeux soumis à la nouvelle méthode, et dont un seul avait succombé pendant le traitement.

A cette époque, mes premiers moyens d'opérer et mes procédés avaient atteint tout le degré de perfection dont ils étaient susceptibles, et depuis ils n'ont subi aucune modification importante. J'étais en mesure non seulement d'opérer le morcellement, mais aussi de faire l'extraction des débris quand elle devenait nécessaire. En outre, j'avais déjà déterminé les conditions que la nouvelle méthode réclame pour être appliquée avec succès.

Ces 43 cas formaient un peu plus de la moitié des malades qui s'étaient présentés à moi pendant l'espace de trois années. J'avais effectivement donné des soins à 82 calculeux, dont 39 m'avaient paru hors de la sphère d'application de la lithotritie, soit que les pierres eussent des dimensions considérables ou que la vessie en contînt un grand nombre, soit que l'état local et général du sujet me semblât rendre celui-ci incapable de supporter les manœuvres, soit enfin que les malades, placés d'ailleurs dans de bonnes conditions, eussent été détournés de se soumettre à la lithotritie, ce dont il y eut plusieurs exemples : on conçoit, en effet, qu'à une époque où l'opinion n'était point encore fixée sur la valeur de mes procédés, des praticiens aussi éclairés que consciencieux aient pu laisser paraître des doutes qui suffisaient à plus d'un malade pour reculer devant une opération nouvelle.

27 nouveaux cas, dont j'ai signalé les détails dans ma seconde *Lettre*, me mirent en mesure de multiplier et de varier l'application de la lithotritie. Quelques uns rentraient parfaitement dans les catégories déjà établies; d'autres s'en écartaient plus ou moins; plusieurs offraient des particularités que je rappellerai, ne fût-ce que pour fixer l'attention sur un point important de pratique, la différence existant entre mes procédés et ceux d'autres chirurgiens qui commençaient à opérer avec succès.

Le mécanisme de mes instruments, le procédé dont j'ai donné l'exposé, et les faits pratiques, établissent sans réplique :

1° Que, dans mes mains, la destruction de la pierre était le résultat de son écrasement entre les crochets du trilabe et la tête du perforateur, toutes les fois que, par son volume et sa dureté, elle n'offrait pas trop de résistance;

2° Que, dans ce dernier cas, si j'avais recours à des perforations, c'était uniquement pour diminuer la cohésion du calcul, et rendre la fragmentation plus facile.

Je ne me suis jamais écarté de ces deux modes dans les nombreuses opérations que j'ai faites à l'aide du trilabe, avec les modifications réclamées par chaque individualité. La proportion des cas dans lesquels l'écrasement sans perforation suffisait était à peu près d'un tiers.

Pour mes confrères, au contraire, le but principal, unique même, était de réduire la pierre en poudre par l'usure, et ils n'ont cessé de répéter que, moi aussi, je procédais de cette manière, ce qui est une erreur cent et cent fois relevée.

A dater de ce moment, les principes de l'art étant bien tracés, il eût été superflu de publier tous les cas qui se présentaient, et je ne donnai les détails que des faits auxquels se rattachaient des vues nouvelles ou des opinions encore mal affermies. Ainsi, tout en faisant connaître la liste des opérés, je ne m'arrêtai plus que sur les cas exceptionnels, comme le prouvent diverses observations insérées dans les journaux, mes *Comptes-rendus du service des calculeux*, mes *Recherches de statistique* et le *Parallèle.*

Un point cependant méritait une attention spéciale ; je veux dire la lithotritie urétrale et l'arrêt de fragments de calculs dans l'urètre. J'en fis le sujet de Mémoires lus à l'Académie, et dans lesquels je donnai les détails d'un grand nombre de faits nouveaux.

Eu égard à ces faits spéciaux et plus ou moins exceptionnels, il y avait nécessité d'énoncer les particularités principales. Il le fallait surtout pour ceux qui avaient trait aux limites de l'application de la nouvelle méthode. C'était là une question ardue, sur laquelle je suis revenu à plusieurs reprises, et, pour en rendre la solution plus évidente, j'ai dû non seulement multiplier les expériences, mais encore mettre en regard les uns des autres des faits de taille et des faits de lithotritie.

Quant à ces derniers, ils se multipliaient de plus en plus, et avec une étonnante promptitude. De toutes les parties de l'Europe, des deux Amériques et de l'Inde, des calculeux venaient réclamer mes soins. En 1836, j'avais opéré par ma méthode 307 calculeux de tout âge; sur ce nombre, 7 ont succombé, 3 ont obtenu seulement une guérison incomplète, et chez 1 le résultat n'a point été connu. Ces faits, dont on avait contesté l'exactitude, furent mis sous les yeux de l'Institut, et appréciés par une commission spéciale, dont le travail servit de réponse à mes détracteurs.

En 1825 et 1826, j'avais déjà opéré deux médecins, Broussaud et Oudet. En 1827, M. Clever réclama l'application de la nouvelle méthode. Ce chirurgien, à l'âge de vingt-six ans, avait la pierre pour la septième fois, et six fois il avait subi l'opération de la taille; malgré la gravité du cas et l'existence de graves complications, la lithotritie eut tout le succès désirable. Bientôt d'autres médecins et chirurgiens, parmi lesquels je citerai Boisseau, Dubois, Edholm, Lisfranc, Massol, etc., demandèrent que l'art de broyer la pierre leur fût appliqué. Tous obtinrent une guérison complète. Ces faits avaient une double portée. Quand d'aussi bons juges font choix d'une méthode pour leur propre compte, on peut être certain qu'elle mérite la préférence. Il n'en fallait donc pas plus pour décider la question de prééminence entre la taille et la lithotritie. L'épreuve n'était pas moins décisive, eu égard au procédé; car, si les modifications proposées par d'autres avaient eu quelque valeur, les chirurgiens calculeux n'auraient pas manqué de se prononcer pour elles.

D'autres faits, parmi lesquels je citerai ceux du baron de Zach et du prince Corsini, eurent aussi une grande influence sur les destinées de la lithotritie. Les difficultés de l'opération chez le célèbre astronome, son âge avancé, le délabrement de sa santé, l'atonie et le catarrhe de la vessie, enfin l'innocuité d'une longue manœuvre que nécessita la destruction d'une quarantaine de calculs, rehaussèrent l'éclat de la guérison. La promptitude du succès chez le prince, que dix-huit mois de souffrances avaient fatigué et rendu très irritable, montra combien ma méthode est avantageuse lorsque la pierre n'a pas encore acquis un grand volume. Ces deux événements contribuèrent beaucoup à la populariser dans les hautes régions de la société et à la propager en Italie.

Ainsi les résultats obtenus pendant cette première période, et qui étaient dus presque exclusivement à l'emploi de mes premiers appareils, avaient non seulement établi l'art de broyer la pierre sur des bases inébranlables, mais encore décidé toutes les questions qui touchent à l'application de cet art. La lithotritie, telle que mes travaux l'ont faite, se trouvait enfin si bien établie, qu'elle a pu résister aux attaques incessantes et de ceux qui s'en disaient les amis, et des partisans hautement avoués de la cystotomie.

A l'apparition de l'instrument articulé et du percuteur, commence une seconde période. Dès que ces instruments furent annoncés, je m'empressai de les soumettre à une série d'expériences qu'exige toute pratique régulière ; je m'attachai à faire disparaître les vices que j'avais remarqués dans leur construction et leur emploi, puis j'en fis usage dans les limites de leur sphère d'application.

C'est avec ces nouveaux moyens, tantôt seuls, tantôt combinés avec ceux qui m'avaient réussi jusqu'alors, que j'ai traité un grand nombre de malades nouveaux, de plusieurs desquels j'ai parlé dans le *Traité de l'affection calculeuse*, et dont j'ai donné la liste des autres dans les tableaux.

En récapitulant tous les faits, nous trouvons donc :

1° Pour la première période, jusqu'en 1836, 506 malades visités; 199 non opérés, et 307 opérés, dont 7 moururent, et 3 n'obtinrent qu'une guérison incomplète; chez 1 le résultat demeura inconnu.

2° Pour la seconde période, de 1836 à 1845, 332 cas nouveaux, indiqués dans mes tableaux ou relatés dans le texte, se sont offerts à moi. Sur ce nombre, 241 ont été lithotritiés. A ces opérations, il faut en ajouter 25, provenant de la récidive de la pierre chez 26 malades notés dans un tableau spécial, ce qui produit 266 opérations de lithotritie pendant les neuf dernières années de ma pratique. Le résultat a été 259 guérisons, dont quelques unes incomplètes; les malades ayant, outre la pierre, des lésions graves de la vessie ou de la prostate, ont conservé après le traitement quelques troubles fonctionnels dus à ces lésions.

Quatre cas où la mort a eu lieu plus ou moins longtemps après des tentatives de broiement faites par d'autres chirurgiens, ne sont relatés ici que pour mémoire, et parce que j'ai eu à m'occuper d'eux ultérieurement.

J'ai fait connaître la cause présumable de la mort, quand elle est survenue pendant le traitement. J'ai noté aussi deux cas dans lesquels les sujets ont péri de maladies étrangères à l'opération et à l'affection calculeuse, l'un deux mois, et l'autre six mois après l'opération et la cessation complète des symptômes de la pierre.

Dans 10 cas, qui forment un tableau spécial, la lithotritie, essayée, n'a pu être supportée ; et soit que la taille fût contre-indiquée aussi, soit qu'il y eût un refus de s'y soumettre, les malades ont fini par succomber. Chez plusieurs, les tentatives de broiement ont fait prendre aux phénomènes morbides une certaine gravité qui a pu contribuer à hâter la mort, spécialement dans 6 cas. Toutefois, il faudrait une grande prévention pour mettre ces derniers cas sur le compte de la lithotritie, qui, pas plus qu'aucune autre opération chirurgicale, ne saurait être responsable de ce que l'art du diagnostic n'ayant pas encore acquis toute la précision désirable, on l'a entreprise dans des cas qui la repoussaient.

Chez 8 malades, il a été jugé utile de combiner ensemble la taille et la lithotritie avec des modifications réclamées par chaque cas particulier : 7 ont guéri, quoiqu'ils fussent placés dans des circonstances graves.

Dans 43 cas, il n'a été fait ni explorations spéciales ni opération proprement dite, les conditions étant si manifestement contraires à l'emploi de la nouvelle méthode qu'on n'a même pu songer à la mettre en pratique. Quelques uns de ces malades ont continué de vivre, en gardant leur pierre : les autres ont péri par les progrès de la maladie ; chez 2 de ces sujets, d'autres chirurgiens ont fait, contre mon avis, des essais de lithotritie qui n'ont pas été heureux.

Dans 28 autres cas réfractaires au broiement, les malades se sont résignés à subir la taille, qui en a sauvé 17.

Les nouveaux faits confirment en tous points l'exactitude des déductions que j'avais tirées des 307 premiers.

Près de 600 calculeux ont donc été lithotritiés par moi seulement, et toutes les nuances de la maladie se sont offertes assez de fois pour qu'il ne reste pas le moindre doute sur la valeur de la nouvelle méthode dans tous les cas. Effectivement, j'ai opéré, d'un côté, depuis l'âge le plus tendre (moins de deux ans) jusqu'à la décrépitude (87 ans); d'un autre côté, dans toutes les phases de la maladie, depuis les cas les plus simples jusqu'aux plus graves et aux plus compliqués.

En rapprochant les uns des autres les résultats de la première période et ceux de la seconde, on trouve une grande différence dans l'étendue de l'application de la nouvelle méthode. Pendant les premiers temps, près de la moitié des cas paraissaient y être réfractaires; aujourd'hui les trois quarts environ des calculeux sont traités par elle. C'est la preuve à la fois et d'un progrès de l'art, et d'une heureuse modification dans les idées des malades et des médecins. L'art, plus sûr de lui-même, peut maintenant attaquer des cas que la prudence commandait autrefois d'abandonner. Quant aux malades et aux médecins, ils comprennent mieux que, pour assurer le succès de l'opération, il faut ne pas attendre que la santé soit ruinée et la pierre volumineuse, car alors l'art devient trop souvent impuissant.

La mortalité est plus forte dans la nouvelle liste que dans les anciennes. A ne voir que les chiffres, un tel résultat implique contradiction avec ce qu'on devait attendre des perfectionnements apportés, soit à l'appareil instrumental, soit au procédé opératoire. Pour l'expliquer, je dois entrer dans quelques détails, rendus nécessaires d'ailleurs par les interprétations fautives auxquelles mes premiers succès ont donné lieu.

Au début de ma pratique, je sentis très bien que les destinées de la lithotritie étaient attachées au résultat heureux ou malheureux de mes opérations, puisque les autres chirurgiens n'étaient point encore parvenus à opérer ni avec mes appareils ni avec ceux qu'eux-mêmes proposèrent. Il fallait donc, pour assurer ces résultats, redoubler de soins et de prudence, spécialement en ce qui concerne le choix des cas. Or, voici ce qui me frappa dès mes premières opérations, et dont je tins grand compte : en appliquant ma méthode aux cas très simples, c'est-à-dire à ceux de pierre petite, vessie saine et santé bonne, la guérison était constante, et le traitement marchait avec une régularité, avec une promptitude que je n'observais pas dans d'autres circonstances. Je m'astreignis donc, durant les premiers temps, à n'opérer que dans les cas simples; dès lors, je n'avais à redouter que les accidents fortuits, qui sont rares quand on s'entoure des précautions nécessaires. Assurément, je m'exposais ainsi à refuser les secours de la lithotritie à des malades qu'elle aurait peut-être guéris; mais il s'agissait du sort d'une méthode nouvelle, sur le compte de laquelle on n'aurait pas manqué de mettre des événements qui auraient dépendu uniquement du mauvais choix des sujets. Des succès seuls pouvaient imposer silence à une opposition chaque jour plus menaçante, et, pour les obtenir, il fallait n'opérer que dans des cas où ils fussent à peu près certains. Mais, dès que la nouvelle méthode fut jugée, dès qu'elle eut conquis en chirurgie la position qu'on ne saurait désormais lui contester, les devoirs changèrent; l'humanité commanda de recourir à l'opération qui offre le plus de chances de sauver le malade : toutes les fois donc que la lithotritie, sans promettre un résultat certain, permettait cependant, plus que la cystotomie, de compter sur le succès, c'est à celle qu'on dut recourir. Or, on comprend que, pratiquée dans des cas douteux, plus ou moins en dehors de sa sphère d'application méthodique et régulière, elle ne peut manquer de donner lieu à une mortalité proportionnelle plus forte, et d'entraîner des accidents jusqu'alors inconnus. La conséquence était toute naturelle, et la différence, eu égard aux résultats, n'aurait dû surprendre personne. Cependant le fait en lui-même a été faussement interprété, surtout quant à la valeur réelle de la lithotritie. Ceci demande quelques développements.

L'expérience a établi :

1° Que l'art de broyer la pierre, appliqué comme il doit l'être, et dans les limites qui sont parfaitement connues aujourd'hui, n'est point de nature à compromettre la vie des malades ;

2° Qu'au-delà des limites prescrites soit par le volume ou le nombre des pierres, soit par les lésions organiques concomitantes, il peut encore être appliqué, mais ne présente plus ni la même innocuité ni la même certitude ;

3° Que les accidents et les dangers qui en ont suivi l'application tenaient les uns à des procédés défectueux, et la plupart aux désordres causés par le séjour prolongé du calcul.

D'après cela on comprend pourquoi les accidents ont été plus nombreux et plus graves, pourquoi aussi la mortalité a atteint un chiffre plus élevé, dans les nouveaux relevés que dans les anciens, puisque les cas auxquels se rapportent les premiers rentraient strictement dans les limites de la lithotritie, tandis que dans les autres je m'étais quelquefois écarté de ces limites.

Rien n'autorise donc à dire que la nouvelle méthode a moins de valeur qu'on ne l'avait pensé d'après les premiers faits, ou qu'elle a perdu de son efficacité à mesure que l'emploi s'en est généralisé. Elle a seulement subi les conséquences d'excursions hasardées hors de son véritable domaine. Sous ce point de vue même on ne s'est pas montré aussi équitable envers elle qu'envers la taille. Quel chirurgien, en effet, a négligé, lorsqu'il voulait déterminer la valeur respective des divers procédés cystotomiques, de tenir compte des lésions organiques compliquant l'existence de la pierre? car si la portée de ces lésions est moindre, eu égard à la manœuvre, dans la taille que dans la lithotritie, elle ne l'est pas relativement au résultat final.

La question des cas placés en dehors du domaine propre de la lithotritie n'est pas d'ailleurs aussi simple qu'elle le semble. L'art pouvant encore intervenir d'une manière utile dans quelques uns d'entre eux, il y a nécessité absolue de savoir les distinguer. Tantôt les états morbides et les lésions organiques qui compliquent la pierre sont assez manifestes pour que de prime abord on reconnaisse soit l'opportunité, soit l'impossibilité d'appliquer la nouvelle méthode, sans même qu'on ait besoin d'employer les moyens d'exploration supérieurs aux anciens dont elle nous permet de disposer. Tantôt, au contraire, la situation est moins bien dessinée; il faut non seulement étudier le malade, et l'observer pendant quelques jours, mais encore s'assurer du volume, du nombre, de la dureté des calculs, et du degré, de l'étendue des lésions organiques, par conséquent recourir aux explorations sans lesquelles on ne saurait acquérir les notions dont on a besoin pour se décider à prendre un parti quelconque. Or, pour établir que la manœuvre de la lithotritie entraîne plus d'accidents et même de dangers que je ne l'avais dit, certaines personnes ont raisonné comme si tous les cas appartenaient à une même catégorie, comme s'il s'agissait uniquement d'un résultat en face d'une opération; et, non contentes de cela, elles ont prétendu confondre les explorations préalables avec l'opération proprement dite, et ainsi attacher des conséquences à une opération qui n'avait point été faite.

Effectivement, la réserve que j'avais apportée dans mes premières opérations n'a point été comprise par ceux qui ont tenté d'apprécier les résultats de ma pratique, contre laquelle on a élevé des objections tirées des succès mêmes que j'avais dus à ma prudence. Ainsi l'on a considéré comme incroyable la faible proportion de mortalité qu'elle présente, en se fondant sur ce qu'on a coutume de voir dans le traitement des calculeux par les anciennes méthodes. Certaines personnes même ont été plus loin, car, ayant essayé de pratiquer la lithotritie, et n'ayant point obtenu les mêmes succès, elles ont tout simplement déclaré que mes résultats étaient fabuleux. Certes, il eût été facile d'éviter et de m'épargner à moi-même une réfutation qui a pu froisser quelques amours-propres, si l'on eût pris la peine de réfléchir que, n'ayant pas procédé de la même manière, mes confrères et moi, nous devions nécessairement arriver à des résultats différents; mais il eût fallu alors que mes adversaires modifiassent leur système, ou même qu'ils y renonçassent, ce qui blesse toujours un peu la vanité humaine. On aima donc mieux recourir à la calomnie, à ce charbon qui noircit quand il ne brûle pas; et la calomnie, si elle ne put détruire la lithotritie, parvint du moins à la noircir.

Outre la prudence que je m'étais imposée, il y avait encore d'autres points de dissemblance entre moi et ceux qui, n'arrivant pas aux mêmes résultats, trouvaient plus simple de les nier en bloc.

1° Mes moyens d'opérer avaient atteint, dès 1824, un grand degré de perfection, ainsi que le constate le rapport fait à cette époque par la commission de l'Institut. Les modifications que j'ai adoptées ou introduites depuis n'ont pas tardé non plus à recevoir le même degré de perfection, parce que ma position me mettait à chaque instant en mesure d'expérimenter, de corriger et de contrôler par l'expérience les combinaisons de la théorie. Les autres chirurgiens ne se trouvaient pas dans une situation si favorable.

2° Dès le début de ma pratique, j'avais une grande habitude de la manœuvre, due à six années d'expérimentations sur le cadavre et les animaux vivants ; aussi fut-on généralement surpris de la facilité et de la précision avec lesquelles j'exécutai mes premières opérations. Quant à mes confrères, la plupart s'étaient bornés à faire quelques essais sur table, de sorte qu'ils ne s'aperçurent ni des vices de leurs instruments, ni des difficultés réelles de l'opération ; en voyant opérer sans peine, ils crurent que chacun pouvait agir de même : de là tant d'échecs.

3° En général, je ne me décide à pratiquer la lithotritie que quand je suis parfaitement fixé sur les conditions de la pierre, l'état des organes et toutes les circonstances capables d'influencer le résultat de l'opération. La plupart des autres chirurgiens ont jugé ces précautions superflues; ils ont opéré d'emblée, sans explorations rigoureuses, sans traitement préalable : de là tant d'inévitables méprises.

4° Je fais des séances très courtes, je manœuvre avec de grandes précautions, j'ai toujours soin que les parois vésicales soient écartées par une injection, mes malades ne sont jamais assujettis ; et dès que la séance est terminée, j'ai recours, toutes les fois que le cas l'exige, à l'évacuation artificielle des débris du calcul. Mes confrères font de longues séances ; plusieurs se servent d'instruments compliqués, qui manquent de force ; ils manœuvrent sans les précautions que j'ai adoptées, ils exécutent à l'aide de moyens mécaniques ce que je fais avec la main seule ; quelques uns opèrent à sec, attachent leurs malades, et confient l'instrument à un support immobile, pendant l'opération ; enfin presque tous négligent les précautions à l'aide desquelles on prévient la rétention d'urine et l'arrêt des fragments dans l'urètre : de là tant de désappointements, tant d'accidents.

Si donc les circonstances sont tellement différentes de part et d'autre, est-il donc surprenant que les résultats ne se ressemblent point? et de cette dissemblance inévitable est-on fondé à dire qu'il y a infidélité dans l'exposé des faits qui me concernent ? Au reste, cette supposition plus que malveillante a fini par tomber devant les vérifications qu j'ai constamment offertes et que j'ai donné tous les moyens de faire aisément. Une seule fois, la prévention pensa être parvenue à établir que j'avais perdu réellement plus de malades qu'il ne ressort de mes tableaux; mais je n'eus pas de peine à démontrer que les cas de mort sur lesquels elle se fondait tenaient à ce qu'elle attribuait à la lithotritie la perte de malades qui ne l'avaient pas subie, de quelques uns que je n'avais pas visités, d'autres même qui n'avaient pas la pierre, et à ce qu'elle confondait avec l'opération les explorations préalables destinées à faire connaître si elle est ou non praticable.

Cependant il est encore des personnes qui n'en persistent pas moins dans la même voie. On nous répète sans cesse, par exemple, que les moyens dont l'art dispose pour opérer soit le morcellement de la pierre, soit l'extraction de ses débris, quand elle devient nécessaire, ne satisfont point aux besoins de la pratique; puis on part de là pour se jeter en aveugle dans des combinaisons instrumentales, qu'on présente toujours comme d'importants perfectionnements, alors même que ces moyens nouveaux ou renouvelés n'ont pas reçu la sanction de l'expérience ou sont inférieurs à ceux que l'usage a consacrés. Ce système, suivi avec persévérance depuis plus de vingt années, a deux inconvénients, celui d'encombrer la chirurgie d'inutilités, et celui plus grave de tenir les esprits en suspens.

Personne, à coup sûr, ne conteste l'utilité de donner à nos moyens d'agir toute la perfection dont ils sont susceptibles; mais il est de toute évidence qu'on se fourvoie en donnant à penser que l'art de broyer la pierre est tout-à-fait dans la mécanique. Vouloir, comme on le fait depuis quelques années, soustraire à la main du chirurgien une partie importante de l'opération, pour la confier à la seule puissance des machines, c'est faire rétrograder l'art, c'est exposer les malades à des dangers que la théorie prévoit trop bien, alors même que l'expérience ne les aurait pas fait cruellement ressortir. Au fond, d'ailleurs, cette manœuvre tant vantée peut sans doute, aux yeux d'un public ignorant, avoir de l'éclat, et *produire de l'effet*, ainsi qu'on le dit aujourd'hui; mais elle devient moins méthodique, moins chirurgicale, moins sûre. Quant à la question des difficultés de l'application, on ne fait que la déplacer au lieu de la résoudre; on va la chercher dans l'appareil instrumental, tandis qu'elle est tout entière dans la manœuvre, dans le procédé opératoire, dans l'appréciation de l'influence qu'exercent les états anormaux des organes urinaires; et, pour ce qui concerne l'appareil instrumental de la lithotritie, je n'hésite pas à déclarer qu'aujourd'hui, dans la sphère de son action, et abstraction faite de tout système nouveau, il ne laisse rien à désirer et satisfait à tous les besoins de la pratique.

L'une des vérités que je tenais surtout à établir ici, c'est le défaut absolu de fondement d'une opinion suivant laquelle la lithotritie a été non seulement *perfectionnée*, mais *reconstruite*, *recréée* en quelque sorte par l'introduction des instruments courbes. Cette opinion, qu'on cherche depuis quelques années à mettre en crédit, a été prise tellement au sérieux, qu'on a vu quelques personnes, se faisant en cela l'écho de la rivalité, prétendre que les premiers travaux sur l'art de broyer la pierre devaient être considérés comme non avenus, et que cet art datait réellement de 1832. Or, je viens de rappeler que ces travaux, dont on affecte de ne pas tenir compte, sont précisément ceux qui ont fait la lithotritie, et qui lui ont procuré le haut rang qu'elle occupe en chirurgie. Effectivement, sous le triple point de vue de la quantité, de la qualité et de l'authenticité, les premiers faits avaient tout ce qu'il fallait, non seulement pour établir l'art de broyer la pierre sur des bases indestructibles, mais encore pour élucider toutes les questions que soulève l'application de cet art.

Assurément, je ne conteste pas les avantages qu'on a retirés des instruments courbes. Ils ont rendu l'application de la nouvelle méthode généralement plus facile, et possible aussi dans certains cas où elle ne l'était pas avec les instruments droits ; ils ont fait que la manœuvre est parfois moins douloureuse et la durée du traitement moins longue. Mais ces avantages n'ont pas autant de portée qu'on a paru le croire, et les résultats sont là pour en fournir la preuve ; car, si les instruments courbes ont permis d'opérer dans un plus grand nombre de cas, s'ils ont généralisé l'emploi de la méthode, si, avec leur secours, la manœuvre exige moins d'expérimentations préliminaires, d'un autre côté l'opération a perdu en précision, en sûreté, en innocuité, ce qu'elle a gagné en extension. On opérait d'abord dans des cas moins nombreux, et surtout dans des cas moins graves ; mais maintenant on voit survenir des accidents redoutables, mortels même, qui étaient inconnus jusqu'alors, et l'opération a perdu, en définitive, une partie de sa valeur première, puisque la proportion de la mortalité est plus forte.

Je m'étais proposé d'abord de présenter un résumé des faits recueillis par d'autres, tant en France qu'à l'étranger, de les analyser et d'en tirer les conséquences qui découlent naturellement; mais j'ai été arrêté, dès les premiers pas, par les lacunes que j'ai rencontrées de tous côtés dans l'exposition des résultats pratiques. On en pourra juger par l'exemple suivant : en réunissant les principales opérations faites à Paris, par MM. Amussat, Blandin, Leroy, Pasquier, Ségalas, Velpeau, etc., de 1832 à 1838, j'en ai trouvé 124 qui ont donné 78 guérisons et 27 morts; dans 22 cas, le résultat n'est point indiqué, ou la guérison a été incomplète. Je ne cite cet aperçu que comme simple renseignement. Les faits qu'il contient sont exacts, j'en ai connaissance; mais il peut y en avoir d'autres qui me soient inconnus, et qui changeraient la proportion de la mortalité. 54 de ces faits appartiennent à M. Ségalas, qui a donné les détails de plusieurs d'entre eux; mais on regrette de ne pas rencontrer dans ses publications l'histoire de certaines opérations dont je suis bien informé et dont le résultat n'a point été favorable aux modifications qu'il cherchait à introduire. En gardant par-devers lui les faits malheureux qui eussent démontré les inconvénients de ses procédés, il a, sans le vouloir, induit en erreur les chirurgiens qui ont été tentés de prendre sa pratique pour modèle.

I. Cas simples.

MALADES.	AGE.	RÉSIDENCE.	OBSERVATIONS.
FAURE.	36	Chât.-Montagne.	Calcul petit, organes sains; guérison après une seule séance.
LANGEAC, *rentier.*	65	Bordeaux.	Constitution forte, organes sains; hématurie, indices de catarrhe; guérison en une seule séance.
BLANCFORT, *général.*	56	Beauvais.	Bonne santé; rétrécissement à la partie pénienne de l'urètre, coliques néphrétiques, rétention d'urine; pierre engagée dans le col vésical; elle est écrasée en un instant; cessation de tous les désordres.
ALDOBRANDINI.	48	Florence.	Gravelle, urètre irritable, traitement préalable de huit jours; destruction en une seule séance d'un petit calcul.
HEURTAUT DU METS, *médec.*	64	Issoudun.	Coliques néphrétiques anciennes, douleurs de la pierre, rétention d'urine; calcul écrasé en une séance; diminution progressive de la gravelle.
BRID, *maître d'hôtel.*	ad.[e]	Paris.	Urètre irritable, difficulté d'uriner; traitement préparatoire; morcellement et extraction immédiate d'un calcul; expulsion ensuite d'autres graviers; l'urètre reste irritable et rétréci.
POIROT.	17	Tonnerre.	Souffrances anciennes, parfois catarrhe; pierre broyée en cinq minutes.

MALADES.	AGE.	RÉSIDENCE.	OBSERVATIONS.
De Foudras.	ad.e	Versailles.	Forte constitution, urètre et col vésical fort irritables; traitement préalable; pierre morcelée en une séance; expulsion facile des débris; en tout, huit jours de traitement.
Lespin.	60	Troyes.	Bonne santé, pierre petite, détruite en cinq minutes; orchite consécutive, après un exercice forcé.
D'Hauteville.	64	Vivey.	Catarrhe vésical, vessie et urètre fort irritables; traitement préparatoire; petite pierre saisie et écrasée sans désemparer; expulsion facile des débris.
Obry.	62	Amiens.	Souffrances excessives, hématuries fréquentes, urètre irritable, prostate hypertrophiée; opération facile; guérison en une séance.
Thoiron.	48	Paris.	Urètre et vessie très irritables, souffrances vives, pierre moyenne, mais très friable; manœuvre facile, guérison prompte.
Magne.	50	Grenoble.	Plusieurs petites pierres; opération facile, peu douloureuse, guérison prompte.
Ollivié.	49	Troyes.	Mêmes conditions, même résultat.
Chabot.	64	Saint-Germain.	Organes irritables, quoique sains; opération douloureuse, mais guérison aussi prompte et complète.
Garnier.	00	Paris.	Même état, même succès.
Carroy.	67	Vaugirard.	Bonne santé, opération facile, guérison prompte.
Rénéaume.	ad.e	Poitiers.	Même état, même succès.
Gaudet.	31	Ville-d'Avray.	Organes sains, petit calcul, guérison en deux séances.
Lacour.	60	Bergerac.	Organes irritables; pierre moyenne, opération facile.
Kamp.	ad.e	. . . .	Pierre détruite en une séance.
Hacard.	50	Saint-Maur.	Plusieurs petits calculs, non reconnus avec la sonde et constatés à l'aide du lithoclaste; opération facile, guérison prompte.
Couteau.	4	. . . .	Petite pierre, détruite en une séance; guérison instantanée.
Fischer.	7	. . . .	Un premier cathétérisme fait supposer la pierre grosse; on se décide pour la taille; le lit était dressé et le malade placé dessus; en introduisant la sonde, la pierre me parut petite; je pris un lithoclaste, le calcul fut saisi et brisé en une séance.
Catinois.	34	. . . .	Souffrances depuis huit ans; pierre non reconnue avec la sonde, trouvée et détruite en deux séances.
Martinet.	20	. . . .	Douze années de souffrances progres-

MALADES.	AGE.	RÉSIDENCE.	OBSERVATIONS.
			sives; on sonde plusieurs fois sans trouver la pierre, qui fut reconnue à l'aide du trilabe et détruite en une séance.
LEBEAU.	25	Marseille.	Douleurs vagues et temporaires depuis trois ans; petite pierre détruite en deux séances très courtes et sans accidents, malgré la sensibilité excessive de l'urètre et du col vésical.
BENARD.	45	Paris.	Graveleux depuis un an; petite pierre écrasée en deux séances, de trois minutes chacune.
LEGARDEUR.	5	Delans.	Douleurs vives depuis quinze mois; pierre petite et dure; deux séances; guérison.
CLARC.	26	Causède.	Douleurs vagues irrégulières; constitution épuisée; traitement préalable; petit calcul écrasé par le trilabe en deux séances très courtes.
BOYER.	23	Corcelles.	Souffrances depuis quinze ans; calcul mûral friable; deux séances très courtes, après un traitement préparatoire, pendant lequel survint une orchite; débridement du méat urinaire.
BRENZALIN.	60	Orléans.	Plusieurs petits calculs méconnus; opération facile; guérison complète après deux séances.
ROUGIER.	56	Versailles.	Douleurs excessives; organes irritables; traitement préalable; manœuvre facile, sans accidents.
VAN DERBURG.	64	Anvers.	Organes sains, mais fort irritables; pierre facile à saisir et à écraser; accès de fièvre après la première séance; guérison prompte.
BIGOT.	85	Paris.	Urètre irritable; prostate volumineuse; deux petits calculs faciles à broyer; opération douloureuse; séances très courtes, sans nul accident.
BRUGNON.	67	Bourbonne.	Ancien graveleux, catarrhe vésical, douleurs vagues; plusieurs petits calculs sont saisis et écrasés; arrêt des fragments après la seconde séance, accident sans suite, malgré un peu d'atonie vésicale.
DUCHAUSSOY.	80	Paris.	Douleurs vagues, irrégulières; plusieurs petites pierres très faciles à broyer; opération très bien supportée, mais suivie d'une éruption opiniâtre aux membres inférieurs.
DUBOURBLAN.	66	Reims.	Calculeux depuis dix-huit mois; organes irritables; plusieurs calculs durs, mais petits et faciles à broyer; opération douloureuse, mais sans accidents.

MALADES.	AGE.	RÉSIDENCE.	OBSERVATIONS.
DE GANJOL.	69	Paris.	Très ancien graveleux; difficulté d'uriner; vessie paresseuse; urètre irritable; santé mauvaise; plusieurs petits calculs faciles à détruire; opération peu douloureuse; aucun accident.
RICHARD.	ad.e	Coubert.	Graveleux et goutteux alternativement; organes fort irritables; plusieurs calculs; traitement préparatoire; première séance douloureuse, suivie de fièvre; traitement interrompu par une attaque de rhumatisme.
LANCELIN.	55	. . . .	Souffrait depuis quinze mois; à plusieurs reprises on sonda sans trouver la pierre, que je constate; guérison après cinq séances.
LOUVET.	58	Ozouer.	Calcul volumineux, mais si friable qu'on a de la peine à apprécier son contact avec l'instrument, ce qui rend la manœuvre incertaine; opération facile.
ROUSSEAU.	56	Guigne.	Pierre petite; organes sains; guérison incomplète après la deuxième séance.
VEDOURS.	ad.e	Hambourg.	Plusieurs petites pierres; vessie paresseuse, ce qui prolonge la convalescence; opérat. facile et sans accidents.
ROUSSEL.	69	Paris.	Pierre moyenne; opération facile; douleurs rénales consécutives.
CHANTERELLE.	67	Montmirail.	Cas analogue; guérison prompte.
CUVELET.	57	Saint-Just.	Urètre irritable; vessie paresseuse; opération facile; guérison prompte.
PENILLET.	64	Remilly.	Pierre grosse, mais facile à détruire; après chaque séance, expulsion de beaucoup de débris.
SAMPAYO.	ad.e	Portugal.	Urètre irritable, très contractile; pierre détruite en deux séances.
DUPUCH.	65	Bordeaux.	Constitution forte; organes sains; pierre volumineuse, dure et difficile à saisir; elle résiste à la pression; mais, en changeant l'instrument de place, elle est écornée; manœuvre douloureuse; sortie de plusieurs fragments; même manœuvre et même résultat à la seconde séance; enfin la pierre est morcelée, et l'opération devient plus facile et moins douloureuse; nul accident.
SATIS.	40	Turin.	Conditions analogues, eu égard à la pierre, avec des organes plus ou moins irritables; premières séances douloureuses; mais la vessie s'accoutume à la manœuvre, qui devient de plus en plus facile à mesure que le morcellement avance; aucun accident sérieux.
BASSAT.	50	Saint-Malo.	
LEVERRIER.	60	Caen.	
LOPES.	21	. . . .	

MALADES.	AGE.	RÉSIDENCE.	OBSERVATIONS.
GUYON.	ad.e	. . . .	Grosse pierre, non reconnue par la sonde; traitement par la lithotritie long et interrompu ; amélioration progressive à dater du premier jour.
BARON.	75	Nauflette.	Constitution forte, mais épuisée par l'âge et les douleurs ; indices de catarrhe ; traitement préalable très efficace ; grosse pierre, morcelée par le percuteur ; opération terminée par le trilabe ; arrêt des fragments dans l'urètre ; guérison sans autre accident qu'un agacement momentané du canal.
COGNET.	66	Fontainebleau.	Graveleux depuis cinq ans, calculeux depuis quinze mois ; la pierre résiste à la pression ; elle cède à la percussion ; écrasement des fragments avec le lithoclaste ; accès de fièvre après la première séance, qui se reproduit à la quatrième et à la septième ; arrêt des fragments dans l'urètre ; guérison à la huitième séance.
LEBOURSIER.	35	Dieppe.	Pierre volumineuse et dure, écornée, puis morcelée avec l'instrument fenêtré agissant par pression ; arrêt des fragments dans l'urètre, d'où ils sont extraits ou repoussés ; douleurs dans le cordon ; guérison à la septième séance.
CRÉPIN.	56	Meray.	Constitution appauvrie ; pierre volumineuse ; vessie irritable ; première séance douloureuse, difficile ; pierre attaquée seulement, quoique peu dure ; elle cède à la seconde séance ; guérison à la septième ; rétablissement complet, mais lent.
RENAUD.	51	Paris.	Pierre volumineuse, vessie racornie ; grande amélioration par le traitement préalable ; la pierre résiste à la pression ; on l'écorne ; elle est morcelée à la deuxième séance ; opération terminée avec le lithoclaste ; arrêt des fragments dans l'urètre ; plusieurs petits accès de fièvre ; guérison.
CHANTO. VICTOR.	65 15	Lisbonne. Paris.	Grosse pierre dure, écrasée par la pression, après avoir été écornée ; guérison sans accident autre que l'arrêt des fragments, chez le jeune homme.
BODIN.	67	Remilly.	Grosse pierre ; vessie spacieuse ; opération facile et peu douloureuse ; la vessie reste paresseuse.
MOREAUX.	»	Jarcy.	Constitution faible ; pierre grosse et dure, attaquée par la percussion ; opération terminée avec le lithoclaste ; la vessie reste paresseuse.

MALADES.	AGE.	RÉSIDENCE.	OBSERVATIONS.
PIAT, *rentier*.	62	Meaux.	Plusieurs calculs ; organes irritables ; prostate légèrement tuméfiée ; opération facile ; accès de fièvre après la première séance.

A ces faits j'ajouterai les suivants, tirés du service des calculeux, en me bornant à indiquer le nombre de jours qu'ils sont restés à l'hôpital.

MALADES.	AGE.	RÉSIDENCE.	OBSERVATIONS.
VERNIOL.	55	Paris.	Une séance ; quatre jours.
SALES.	34	Paris.	Une séance ; cinq jours.
HAILLOT.	46	Dieppe.	Une séance ; trois jours.
ARMONTET.	65	Clamecy.	Deux séances ; douze jours.
TRITON.	60	Paris.	Deux séances ; dix-neuf jours.
MAZEN.	73	Paris.	Deux séances ; dix-huit jours.
NAUX.	59	Paris.	Deux séances ; vingt-six jours.
BULLER.	40	Verdun.	Deux séances ; vingt-six jours.
HANSIAU.	50	. . . .	Deux séances ; vingt-sept jours.

II. Cas compliqués.

1. États nerveux de l'urètre et du col vésical.

MALADES.	AGE.	RÉSIDENCE.	OBSERVATIONS.
TOUSSAINT.	ad.[e]	Passy.	Très irritable ; la vessie racornie repousse l'injection ; plusieurs petites pierres ; premières séances douloureuses, mais sans accidents ; amélioration progressive.
MÉNÉTRIER.	50	Paris.	Induration des parois urétrales ; col vésical très irritable ; mauvaise santé ; plusieurs calculs difficiles à saisir ; opération fort douloureuse ; expulsion lente des débris.
ROUHAUT.	40	Paris.	Pierre moyenne ; vessie et urètre très irritables ; catarrhe ; douleurs excessives ; séances très courtes, douloureuses, mais sans accidents.
CARON DE LA BRETONNIÈRE.	36	Java.	Pierre moyenne ; organes très irritables ; catarrhe ; douleurs excessives ; manœuvre douloureuse ; séances courtes ; guérison sans accidents.

MALADES.	AGE.	RÉSIDENCE.	OBSERVATIONS.
MAVATIER.	60	Poitiers.	Santé générale bonne ; souffrances vives et anciennes ; séances douloureuses ; guérison prompte, après une amélioration progressive.
JULLIEN.	50	Lille.	Souffrances vives, irrégulières ; guérison après trois séances courtes, mais douloureuses, et sans accidents.
PARENTEAUX.	62	Luçon.	Organes très irritables ; santé mauvaise ; plusieurs calculs faciles à détruire ; opération douloureuse, mais sans accidents.
CANINCK.	50	Gand.	Vessie et urètre si irritables qu'on redoutait le cathétérisme ; plusieurs calculs ; opération assez facile, et heureuse.
AMILHAU.	71	Belleville.	Constitution affaiblie ; santé mauvaise ; organes très irritables ; pierre petite ; opération heureuse.
BAILLON.	60	Calais.	Urètre très irritable ; vessie contractile ; opération douloureuse.
SCHENETZ.	66	Paris.	Même état ; opération plus difficile, plus douloureuse ; cependant guérison prompte, sans accidents.
POMEREAU.	65	Toulouse.	Organes très irritables ; léger engorgement prostatique ; plusieurs calculs petits et faciles à détruire ; opération douloureuse.
SUAREZ D'ALMAIDA.	40	Toulouse.	Vessie et urètre fort irritables ; souffrances vives, mais irrégulières ; pierre moyenne ; opération douloureuse, suivie de difficulté d'uriner et d'orchite.
BRANDIN, *médecin.*	45	Quito.	Même état exaspéré par le voyage ; amélioration par le traitement préalable ; guérison prompte.
HUET.	50	Avallon.	Même état, mais moins grave ; pierre plus petite et plus facile à détruire ; il reste un peu d'agacement au col vésical.
BINON.	62	Montluçon.	Cas en apparence très favorable ; rétention d'urine après la première séance ; exaspération de la sensibilité ; vives souffrances au col de la vessie, qui persistent quelque temps.
LOSES.	46	Turin.	Organes très irritables ; traitement préalable sans résultat ; opération douloureuse, sans accidents ; expulsion lente des débris ; agacement du col vésical, qui prolonge le traitement.
MANGOT.	ad.e	Amiens.	Souffrances vives, anciennes, mais irrégulières ; organes irritables ; grande amélioration par le traitement préalable ; pierre murale ; écrasement facile ; expulsion pénible des débris ;

MALADES.	AGE.	RÉSIDENCE.	OBSERVATIONS.
			traitement interrompu par une colique néphrétique.
COTILLARD.	25	Saint-Brieuc.	Souffrances anciennes très vives ; vessie irritable, contractile ; santé ruinée ; opération d'abord très difficile ; guérison prompte.
DAVAUD.	61	Averdore.	Douleurs vives ; organes très irritables ; accès de fièvre après la première séance ; douleurs rénales opiniâtres ; guérison.
Dr GALLEREUX.	56	Laignes.	Organes très irritables ; souffrances anciennes ; opération douloureuse ; expulsion lente et pénible des débris ; convalescence longue.
ROLLET.	56	Marseille.	Fait publié dans ma cinquième Lettre, que je rappelle comme l'un des cas les plus opiniâtres que j'aie rencontrés, quoique la pierre fût très petite.
DERESTE.	60	Paris.	Urètre et vessie fort irritables ; pierre petite ; prostate tuméfiée ; opération douloureuse ; difficultés d'uriner ; convalescence longue.
HUBERT.	69	Paris.	Même état et de plus graveleux ; prostate moins grosse ; plusieurs accès de fièvre après chaque séance ; arrêt des fragments dans l'urètre ; convalescence longue.
FÉLIX.	55	Eu.	Conditions favorables en apparence ; l'irritabilité du col et les contractions douloureuses de la vessie rendent l'opération pénible, et retardent la guérison.
EUDDE.	64	Lusarches.	Même état ; réaction encore plus forte et plus prolongée, après les opérations, qui sont très douloureuses ; rétablissement lent.
DECAUX.	68	Neuilly.	Cas plus grave ; plusieurs pierres dures ; prostate tuméfiée ; irritabilité excessive du col ; contraction permanente de la vessie ; besoins d'uriner continuels et douloureux ; convalescence longue ; guérison incomplète.
LECOUTTEUX.	65	Reteil.	Constitution forte ; organes très irritables ; vessie racornie, se contractant avec énergie ; pierres petites ; séances très courtes, faites presque à sec, douloureuses, mais sans accidents.
GOUFFIER.	40	Rambouillet.	Santé bonne ; vessie racornie ; besoins d'uriner fréquents et douloureux ; pierre mûrale moyenne ; amélioration par le traitement préalable ; opération douloureuse ; quatre séances très courtes ; guérison sans accidents.

MALADES.	AGE.	RÉSIDENCE.	OBSERVATIONS.
RICARD.	50	Breuilpont.	Graveleux ; assez fortes coliques ; vessie racornie ; pierre grosse et dure ; opération douloureuse ; accès de fièvre après la première séance ; guérison sans accidents.
JOURNÉE.	74	Paris.	Organes fort irritables ; prostate grosse ; vessie racornie ; plusieurs calculs faciles à détruire ; opération douloureuse.
ROCHAS.	65	Arpajon.	Grosse pierre dure ; vessie très irritable ; complication de maladie du cœur ; opération douloureuse ; convalescence longue ; six mois après, le malade succombe à la maladie du cœur.

2. Atonie de la vessie.

MALADES.	AGE.	RÉSIDENCE.	OBSERVATIONS.
BONNEFONT.	64	Paris.	Constitution faible ; douleurs vagues ; maigreur ; perte des forces ; pierre facile à saisir et à écraser ; expulsion des débris lente et difficile, malgré les injections ; accès de fièvre ; convalescence longue.
DELAFLEURIÈRE.	68	Rouen.	Grosse pierre friable ; vessie paralysée ; santé délabrée ; sept séances de lithotritie ; extraction de tous les débris ; amélioration rapide ; rétablissement de la contractilité vésicale.
GUILLERAULT.	61	. . . .	Souffrances anciennes ; débilité ; pierre aisément brisée ; extraction des débris.
FAIN.	56	Paris.	Santé délabrée ; catarrhe vésical ; douleurs vagues ; calcul petit ; opération facile, mais douloureuse ; amélioration lente ; expulsion incomplète des débris ; convalescence longue.
POPELAIN.	55	Pithiviers.	Atonie de vessie ; urètre fort irritable ; santé délabrée ; faiblesse générale ; traitement préalable sans succès durable ; sondes à demeure ; séance de lithotritie très courte ; sortie des débris par la sonde ; catarrhe pulmonaire opiniâtre, terminé par la mort au bout de deux mois.
PINON.	58	Poitiers.	Constitution faible ; souffrances vagues ; urètre et col vésical fort irritables ; vessie paresseuse ; pierre moyenne ; opération facile, mais douloureuse ;

MALADES.	AGE.	RÉSIDENCE.	OBSERVATIONS.
			expulsion lente des débris ; trois rétentions incomplètes d'urine ; convalescence longue.
Ricou.	60	Nantes.	Souffrances très anciennes et quelquefois très vives, suite d'une affection cutanée incurable ; vessie prise consécutivement ; pierre ; catarrhe ; urètre et col vésical très irritables ; après une longue hésitation et un traitement préalable, opération par la lithotritie ; aucun accident et guérison plus prompte qu'on ne l'espérait.
Duchesne.	66	Paris.	Constitution épuisée ; catarrhe pulmonaire ; affection cérébrale ; catarrhe vésical ancien ; urètre et col vésical très irritables ; pierre moyenne ; opération douloureuse, suivie de fièvre, de difficultés d'uriner ; expulsion lente et difficile des débris calculeux ; le malade conserve un catarrhe vésical et des douleurs avant d'uriner.
Aimé.	66	Paris.	Pierre moyenne ; douleurs rénales opiniâtres ; atonie vésicale ; opération facile ; convalescence longue.
Cuvelet.	57	Saint-Just.	Grosse pierre friable, avec catarrhe vésical ; opération facile.
Amyot.	42	Paris.	Plusieurs petits calculs ; vessie paresseuse ; expulsion lente des débris ; on place une sonde à demeure.
Lecluse.	68	. . . .	Calcul phosphatique ; atonie vésicale ; arrêt des fragments dans l'urètre.
Lelong.	81	Étampes.	Grosse pierre ; vessie paresseuse ; extraction artificielle des débris ; un fragment avait échappé à une première recherche.
Groult.	61	Paris.	Pierre moyenne ; vessie paresseuse ; santé ruinée ; faiblesse extrême ; bons effets du traitement préalable ; résultat définitif très heureux.
Courcol.	60	Cambrai.	Atonie, avec catarrhe, de la vessie ; grosse pierre friable ; opération douloureuse, mais sans accidents.
Cillard de Kis.	74	Guingamp.	Atonie vésicale ; hypertrophie de la prostate ; opération douloureuse ; guérison prompte.
Mouton.	67	. . . .	Attaqué successivement de la goutte, de la gravelle, de difficultés d'uriner, de catarrhe, il avait en outre un asthme et une hernie ; pierre moyenne ; vessie paresseuse ; bons effets d'un long traitement préparatoire ; opération peu douloureuse, mais suivie de difficultés d'uriner accompagnées de tremblements prolongés et de douleurs dans les membres ; résultat satisfaisant.

5. Rétrécissements de l'urètre.

MALADES.	AGE.	RÉSIDENCE.	OBSERVATIONS.
Maingault.	40	Versailles.	Rétrécissement de l'urètre; dilatation temporaire, qui sert de traitement préalable; opération facile; arrêt des fragments, après les premières séances; ils sont extraits; guérison.
Guionnet.	43	La Rochelle.	Rétrécissement ancien; difficulté d'uriner; catarrhe; pierre volumineuse; organes très irritables; santé détériorée; dilatation temporaire inutile; sondes en permanence; application de la lithotritie; sonde replacée après chaque séance; injections qui entraînent les débris; guérison sans accidents.
Lamorlière.	66	Amiens.	Rétrécissement très ancien, très dur; catarrhe vésical intense; mauvaise santé; grosse pierre friable; même traitement; même résultat.
Desportes.	79	Paris.	Souffrances anciennes; rétrécissement calleux à la partie pénienne de l'urètre; calcul derrière, enchâssé dans les parois du canal; dilatation du point rétréci; écrasement du calcul à l'aide d'un petit lithoclaste urétral; opération douloureuse, difficile, mais sans accidents; bonne santé depuis huit ans.
Gosset.	53	Coucrier.	Douleurs vagues anciennes; excavation urétrale entre la prostate et le rectum; passage de la sonde et du lithoclaste difficile; trois séances de lithotritie; destruction de la pierre; abcès prostatique, ouvert dans l'urètre; guérison.
Laignelot.	66	Paris.	Deux rétrécissements de l'urètre; fongosités au col vésical; plusieurs petits calculs; opération douloureuse, suivie de difficultés d'uriner.
Dr Levé.	22	Beaune.	Organes très irritables; calcul mûral; fragments arrêtés dans le canal; lithotritie urétrale.
Leo.	id.e	Manchester.	Constitution épuisée; rétrécissement de l'urètre, et derrière un grand nombre de calculs.

4. Engorgements de la prostate.

MALADES.	AGE.	RÉSIDENCE.	OBSERVATIONS.
MARRET.	81	Saint-Germain.	Souffrances anciennes, mais modérées ; plusieurs calculs durs ; prostate volumineuse ; opération douloureuse, mais sans accidents.
CHARRUAU.	68	. . . .	Mêmes conditions, même résultat.
LEVESQUE.	68	Paris.	Pierre moyenne et dure ; organes très irritables ; prostate volumineuse ; opération difficile, douloureuse ; arrêt des fragments dans l'urètre ; un accès de fièvre.
DE NÉRAC.	71	Bordeaux.	Conditions peu différentes ; toujours déviation de l'orifice interne de l'urètre par suite d'un état morbide du col vésical ; calculs peu volumineux ; manœuvre difficile, douloureuse, mais non suivie de réaction ; guérison tardive, mais complète.
HOUDOUIN.	66	Dourdan.	
TRANCHANT.	00	Paris.	
BENEZET.	69	Corbeil.	
LATOUR.	70	Londres.	Forte constitution ; bonne santé ; plusieurs calculs ; prostate très volumineuse ; difficulté d'introduire les instruments ; expulsion lente des débris.
HAMELET.	68	Paris.	Conditions analogues, mais à des degrés différents ; grande irritabilité de l'urètre et du col vésical ; prostate très grosse ; pierre moyenne ; vessie racornie ; opération douloureuse ; manœuvre difficile, suivie d'accès de fièvre ; convalescence longue.
TOUTAIN.	68	Vernon.	
GUIGNET.	70	. . . .	
BOROT.	68	Pithiviers.	
DAGUENET.	70	. . . .	Constitution molle ; goutte et gravelle ; souffrances vives ; opération douloureuse, jugée d'abord impossible.
GONTARD.	60	. . . .	Pierre volumineuse et dure ; organes très irritables ; prostate engorgée ; opération difficile ; accès de fièvre ; expulsion lente et pénible des graviers.
LINKEWIEZ.	65	Pologne.	Organes très irritables, supportant difficilement le contact de la sonde ; pierre non reconnue à Vienne, constatée à Paris, et détruite par les procédés de la lithotritie ; opération douloureuse, mais sans accidents ; convalescence longue.

5. Fongus de la vessie.

MALADES.	AGE.	RÉSIDENCE.	OBSERVATIONS.
DESJARDINS.	68	. . . .	Pierre volumineuse et dure, attaquée par la lithotritie ; dès qu'elle fut morcelée, je découvris à la face inférieure de la vessie des tumeurs fongueuses, que j'arrachai, en même temps que je détruisis le calcul.
MASSON.	73	Versailles.	Au col de la vessie existait un obstacle au passage et aux mouvements de la sonde, que plus tard je reconnus être un fongus; la pierre fut brisée et le fongus détruit; neuf ans après, retour des douleurs, par la régénération des fongus, que l'on cautérisa. Quelques années plus tard, nouvelles douleurs de plus en plus vives. Je m'assurai que la vessie contenait une pierre et des excroissances fongueuses. Cette fois encore l'opération ne causa aucun accident grave, si ce n'est pendant les premières manœuvres une exhalation de sang considérable; depuis, la pierre s'est encore reproduite, et le malade a été lithotritié une troisième fois.
LIÉPIN.	60	Senlis.	Grosse pierre compliquée d'une tumeur fongueuse au col de la vessie, qui rendit la manœuvre longue et difficile, quoique peu douloureuse; les fragments sortirent avec peine et lenteur ; il fallut les réduire en poudre ; convalescence longue ; le malade conserve des difficultés d'uriner, et des besoins plus fréquents que dans l'état normal.
DUBLADIS.	68	Thiezac.	Constitution épuisée par les douleurs ; plusieurs petites pierres, avec fongosités au col vésical; amélioration par le traitement préalable ; essai de lithotritie ; écrasement d'une petite pierre ; à une seconde séance, arrachement d'un fongus; cette opération, peu douloureuse, entraîne un petit accès de fièvre; suspension du traitement, à cause d'un catarrhe pulmonaire, qui amena la mort au bout de trois mois.
AMANT.	25	. . . .	Pierre murale écrasée en une séance; rétablissement incomplet; effet d'une fongosité au col vésical, qui donne beaucoup de sang ; cautérisation transcurrente ; le malade éprouve ensuite une sensation de gêne et d'agacement, mais sans douleurs.

MALADES.	AGE.	RÉSIDENCE.	OBSERVATIONS.
MICHON.	65	Vannes.	Très irritable ; douleurs vives ; plusieurs calculs ; végétations au col vésical ; grande difficulté d'uriner, augmentant après chaque séance ; usage fréquent de la sonde ; le malade conserve du malaise et quelques douleurs par intervalles.

III. Cas dans lesquels d'autres avaient échoué.

MALADES.	AGE.	RÉSIDENCE.	OBSERVATIONS.
ETHERIDGE,	28	La Havane.	Il éprouvait depuis longtemps des douleurs vagues, mais croissantes ; enfin on reconnaît la pierre ; un médecin du lieu essaie de la broyer, et ne réussit pas ; les manœuvres exaspèrent les douleurs ; la santé se détériore ; le malade vient à Paris. Catarrhe vésical intense ; vessie et urètre fort irritables ; la pierre est saisie et écrasée ; expulsion d'une grande quantité de fragments, sans fièvre ni accidents ; deux autres séances aussi heureuses que la première ; les souffrances diminuent, avec les difficultés d'uriner ; la santé se rétablit, et la guérison est complète.
BOUISSON,	65	Gibraltar.	Maladie ancienne et longtemps méconnue : on ne s'occupe que du catarrhe vésical. Un chirurgien anglais trouve la pierre, l'attaque par les procédés de la lithotritie, et croit le malade guéri ; celui-ci continue de souffrir, et vient à Paris. Je le trouve dans des conditions très défavorables : besoins fréquents d'uriner ; grandes douleurs pour les satisfaire ; urine purulente ; perte d'appétit et de sommeil ; maigreur extrême. Cependant je crois pouvoir essayer la lithotritie : la première séance, fort douloureuse, n'entraîne pas d'accidents graves ; plusieurs autres, aussi très courtes, sont supportées de mieux en mieux ; guérison complète.
J. LORIARD.	61	Paris.	Opéré il y a onze mois par un de mes confrères ; continue de souffrir en urinant ; catarrhe vésical considérable ; les accidents augmentent ; j'ai trouvé une grosse pierre phosphatique ; neuf séances de lithotritie ; expulsion d'une grande quantité de débris ; guérison.

MALADES.	AGE.	RÉSIDENCE.	OBSERVATIONS.
CLÉMENT, *médecin.*	60	Nancy.	Calculeux depuis quelque temps; un professeur de Montpellier trouve la pierre, et l'attaque par les procédés de la lithotritie ; après la seconde séance, il croit le malade guéri, mais les souffrances renaissent; un médecin de Lunéville, appelé, extrait quelques fragments de calcul, mais ne peut retirer les autres ; il vient à Paris avec le malade; je trouve de gros éclats de pierre, dont l'écrasement et l'extraction exigent sept séances très courtes; guérison complète en quatre semaines, sans le moindre accident.
GAY.	70	Paris.	Je ne connais *de visu* que la fin de l'observation de ce malade, qui s'adressa d'abord à un confrère. Peu satisfait du traitement qu'on lui faisait subir, il réclama mes soins. Je retirai plusieurs débris d'une pierre friable, qui paraissaient avoir échappé aux précédentes recherches.
TROUILLET.	35	Clichy.	Inutilement traité pour une rétention d'urine, il entre à l'hôpital St-Louis, où la pierre est reconnue, et où l'on fait huit séances de lithotritie. Le malade sort, réputé guéri ; mais les souffrances continuent; deux jours après il se présente à Necker : sa vessie contenait des fragments calculeux ; il fallut trois séances pour les détruire et les faire sortir; guérison complète.
GRIZARD.	20	. . . .	Souffrait depuis son enfance. A l'Hôtel-Dieu, on fit sur lui plusieurs tentatives de lithotritie, si douloureuses qu'il sortit de l'hôpital et entra à Necker; toute opération me parut contre-indiquée ; au bout de deux mois, le malade mourut.
DELINIÈRE.	58	Paris.	Ayant eu une rétention d'urine prolongée en 1837, on ne parvint dans la vessie que par de violents efforts et des manœuvres très douloureuses ; le malade perdit beaucoup de sang et rendit quatre litres d'urine. On employa des sondes à demeure, dont il se trouva mal, et auxquelles il renonça. En 1840, il vint à Paris, et consulta plusieurs chirurgiens; l'un d'eux ayant reconnu la pierre, proposa la lithotritie : trois fois on introduisit le brise-

MALADES.	AGE.	RÉSIDENCE.	OBSERVATIONS.
			pierre sans atteindre le calcul; on envoya le malade à Vichy, sous prétexte que la pierre était adhérente, et que l'usage des eaux la détacherait. Après avoir fait usage de ces eaux sans succès pendant deux années, il entra à Necker, où la pierre fut saisie et morcelée avec la plus grande facilité; il ne fallut que deux séances de lithotritie; guérison complète au bout de trois semaines.
Rousseau.	66	Auxerre.	Commença à souffrir en 1836; en 1840, les douleurs devinrent excessives, mais on n'en connaissait pas la cause, lorsqu'un chirurgien de passage découvrit la pierre, et pratiqua la lithotritie à l'aide du percuteur; les séances furent rapprochées et très douloureuses; le malade expulsa beaucoup de débris; mais, ne voyant pas finir le traitement, il vint à Paris, très souffrant et épuisé. Le col vésical était obstrué par des fragments, qu'il fallut repousser; ayant peu d'espoir que la lithotritie parvînt à le débarrasser, je pratiquai la taille par les procédés bilatéral et médian combinés; vingt-trois calculs entiers et des fragments de grosse pierre furent extraits; quoique ayant bien supporté l'opération, le malade succomba le vingt et unième jour.
Scholz.	74	Paris.	D'une constitution forte, mais appauvrie par l'âge, les fatigues et les douleurs, il éprouvait, du côté des voies urinaires, des accidents qui firent songer à la pierre; on reconnut celle-ci, et l'on appliqua la lithotritie, dont quatre séances eurent lieu. Les accidents diminuèrent d'abord, puis bientôt reparurent; on opéra de nouveau en trois séances; même résultat. Les accidents s'étant reproduits, le malade entra à Necker; la vessie contenait plusieurs éclats volumineux; il fallut quatre séances pour la débarrasser.
Lejeune.	66	Château-Thierry.	Catarrhe vésical intense; prostate engorgée; plusieurs gros fragments de pierre molle. Ce malade avait été opéré plusieurs fois, mais l'opération n'avait pu être conduite à fin. Il se confia à mes soins: opération facile, peu douloureuse; guérison sans accidents.

MALADES.	AGE.	RÉSIDENCE.	OBSERVATIONS.
RUFRAY, *médecin.*	74	Moulins.	Pierre moyenne ; organes irritables ; prostate tuméfiée ; vessie racornie. Pendant plusieurs mois on avait fait diverses tentatives de lithotritie. J'opérai sans peine et avec succès. Il avait été fait sept séances de trois quarts d'heure chacune, et les débris recueillis par le malade ne pesaient que 48 grains.
MARTIN.	69	Brest.	Grosse pierre ; catarrhe vésical ; mauvaise santé ; constitution épuisée par la douleur et le traitement. A la Maison de santé, on avait fait plusieurs essais inutiles de lithotritie. Le malade se mit entre mes mains ; l'opération n'offrit rien de particulier ; la pierre était friable et facile à détruire ; guérison complète.
DE L'ESPIN.	56	Rochefort.	Plusieurs séances de lithotritie ayant été faites en vain, on croyait la nouvelle méthode inapplicable à cette femme, qui, d'après mes conseils, vint à Paris, où je la guéris complétement.
LEVIEZ.	60	Paris.	Souffrait depuis longtemps de la pierre, et s'adressa à un chirurgien, qui fit plusieurs opérations sans résultat satisfaisant ; quelques mois après, le sujet succomba par les progrès de la maladie ; on ne pouvait plus songer à une opération.
LEBRETON.	80	Paris.	Santé mauvaise ; faiblesse extrême ; douleurs locales vives ; pierre dont la destruction aurait exigé plusieurs séances ; la lithotritie me parut impossible. On m'apprit alors que de nombreuses tentatives avaient été faites par un de mes confrères ; le malade mourut quelques semaines après.
N.	70	Paris.	Fut traité par un chirurgien à la fin de 1840 ; l'année suivante, ce malade, qui n'avait pas cessé de souffrir, vint se faire visiter à Necker ; la vessie, frappée d'atonie, contenait des fragments calculeux, dont la destruction exigea plusieurs séances de lithotritie ; depuis cette époque, les douleurs ont cessé ; le malade est venu, sur mon invitation, se faire explorer à plusieurs reprises, et l'on n'a plus rien découvert dans la vessie.

IV. Cas dans lesquels la lithotritie et la taille ont été combinées ensemble, ou employées successivement.

MALADES.	AGE.	OBSERVATIONS.
SIGURÉ.	32	Souffrait depuis treize mois, quand il entra à l'hôpital d'Orléans, où l'on essaya la taille, qui fut abandonnée parce qu'on ne put introduire le cathéter. Le malade vint plus tard à Necker, où je le lithotritiai; neuf séances; calculs cystiques; guérison. Une excavation entre la prostate et le rectum rendit la manœuvre difficile et douloureuse.
RENAUD.	8 1/2	Fortement constituée, souffrant depuis longtemps de la pierre et d'une incontinence d'urine, cette petite fille fut taillée : on ne retira qu'une partie de la pierre; les souffrances continuant, on fit des tentatives inutiles pour extraire ce qui restait. Ayant été appelé, je débarrassai entièrement la vessie à l'aide du trilabe. La malade conserva une incontinence d'urine, due à la destruction, par la taille, d'une partie de la cloison vagino-vésicale.
MANAIN.	48	Souffrances anciennes; constitution épuisée; abcès lombaire; fistule urinaire consécutive; abcès au périnée, suivi de fistule avec plusieurs embranchements; rétrécissement de l'urètre; douleurs excessives en urinant et après. La dilatation temporaire procure une amélioration locale et générale; après avoir franchi la coarctation, je reconnus plusieurs calculs dans la partie membraneuse de l'urètre; l'un d'eux fut extrait au moyen d'une pince bilabe; pour les autres, plus gros, boutonnière. Quelques jours après, exploration de la vessie, où l'on constate une grosse pierre. Ce calcul, friable, est écrasé aisément au moyen du lithoclaste introduit par la plaie; guérison.
CAUCHE.	56	Rétrécissement considérable à la courbure de l'urètre et plusieurs calculs, les uns dans la vessie, les autres dans la partie membraneuse du canal; on dilate le rétrécissement; le malade rend des graviers; on en extrait d'autres à l'aide d'un petit trilabe, et on en écrase de plus gros. L'état s'exaspère, les douleurs augmentent; il me paraît urgent de procéder sans délai à l'extraction des corps étrangers; taille médiane; opération difficile, laborieuse, très longue; guérison.
MILFET.	38	Rétrécissement urétral; calcul derrière, à la partie membraneuse, que la lithotritie détruit; grosse pierre vésicale, morcelée au premier essai de broiement; on comptait sur le succès lorsque les fragments, en grand nombre, s'accumulèrent derrière le point rétréci. On pensa que la boutonnière permettrait de soulager plus promptement le malade; mais elle fut suivie d'accidents, qui devinrent funestes.
OUDET.	00	En 1826, lithotritie; en 1827, taille sus-pubienne; en 1828, nouvelle opération de taille, des fistules et un catarrhe intense persistant; en 1833, nouvelle pierre. Santé délabrée; urètre en partie oblitéré; trajets fistu-

MALADES.	AGE.	OBSERVATIONS.
		leux enflammés ; tissus voisins tuméfiés. Essai de la lithotritie, tant par l'urètre, qu'on avait dilaté, que par la fistule hypogastrique. Extraction des débris lente, difficile et douloureuse, mais complète. Quelques mois après, retour des douleurs, qui nécessitent de nouvelles opérations. Cet état a continué pendant plusieurs années, avec des alternatives de bien-être.
MATHIEU.	52	Plusieurs pierres volumineuses, attaquées par la lithotritie ; réaction, avec fièvre et douleurs excessives ; taille ; on laisse une pierre dans la vessie ; la plaie guérit ; on revient à la lithotritie avec succès.
BRETEUIL.	65	Souffrances vives ; à l'Hôtel-Dieu, on pratique la taille périnéale, qui permet d'extraire plusieurs pierres ; la plaie reste fistuleuse ; les douleurs reparaissent ; on constate qu'une pierre a été laissée ; on propose d'agrandir la plaie, pour en faire l'extraction ; le malade s'y refuse. Cinq mois après, je broie cette pierre sans difficulté.

V. Sujets chez lesquels des tentatives de lithotritie ont exaspéré la maladie, et qui, ayant refusé la taille, ont succombé.

MALADES.	AGE.	OBSERVATIONS.
CHARTIER.	68	Plusieurs calculs volumineux ; vessie très irritable ; trois séances de lithotritie ; augmentation de la contractilité vésicale ; fièvre ; cystotomie refusée ; mort.
KERCARADEC.	60	Épuisement par les souffrances ; entérite très ancienne ; maigreur extrême. Essai de la lithotritie ; le malade ne peut la supporter, et meurt deux mois après.
MOSBOURG.	70	Lésion ancienne et grave de la prostate ; il n'urine qu'avec la sonde ; cinq séances de lithotritie ; l'état du malade ne permet pas de continuer ; mort trois mois après.
DAOUST.	62	Grosse pierre ; prostate volumineuse ; paralysie de la vessie. Après la troisième séance de lithotritie, inflammation, suivie d'abcès, à la partie inférieure de la jambe droite ; mort ; plusieurs collections de pus dans les cellules vésicales.
CHARPENTIER.	65	Constitution forte ; organes irritables ; vessie contractile ; plusieurs calculs durs et volumineux ; trouble général des fonctions. Essai de la lithotritie, qui exaspère la contractilité vésicale ; refus de la cystotomie ; mort.
LAVAL.	66	Souffrances vives très anciennes ; plusieurs grosses pierres ; refus obstiné de la taille ; en désespoir de cause, essai de la lithotritie ; exaspération des accidents ; mort.
GAGUEY.	67	Forte constitution ; organes très irritables ; opération douloureuse ; suspension du traitement ; le malade quitte l'hôpital, et retourne chez lui, où il meurt quelque temps après.

MALADES.	AGE.	OBSERVATIONS.
BARBIER.	61	Souffrances depuis vingt ans ; pierre dure, donnant 26 lignes (60 millimètres) de diamètre ; vessie malade, très contractile ; refus de la taille ; essai de la lithotritie ; augmentation des douleurs ; arrêt des fragments dans l'urètre ; accidents du côté de la poitrine, qui font périr le malade.
BOUCHER.	9	Voyez l'observation détaillée page 195.
COL.	34	Pierre moyenne ; entérite ancienne ; affaiblissement général ; tentative de lithotritie ; la dysenterie se déclare ; mort. Ulcérations intestinales ; rein gauche en suppuration.

VI. Récidive.

MALADES.	AGE.	RÉSIDENCE.	OBSERVATIONS.
AFFRE, *médecin.*	81	. . . .	Organes très irritables ; pierre moyenne, de même nature à la première et à la seconde opération, qui ne présentèrent rien d'extraordinaire et se terminèrent de la manière la plus heureuse.
AUBRY.	80	Alby.	Taillé dix-huit mois auparavant ; extraction de douze calculs par l'hypogastre ; vers la fin de 1836, nouvelles douleurs ; lithotritie à l'aide du percuteur ; il fallut retirer tous les fragments l'un après l'autre, la vessie étant paresseuse ; traitement long ; résultat heureux.
CHOPELET.	45	Paris.	Opéré en 1838 : première récidive en 1828 ; deux autres en 1839 et 1840 ; la vessie contenait un amas de matière calcaire très facile à détruire ; les récidives furent chaque fois de plus en plus rapprochées, la constitution devenant aussi de plus en plus mauvaise.
LEMAIRE.	62	Étrepilly.	Gravelle en 1801 ; taille en 1814 ; lithotritie en 1830, 1836 et 1839.
TRABÉ.	60	Fontainebleau.	En 1834, j'opérai ce malade ; la prostate était volumineuse et le col vésical très irritable ; deuxième opération en 1838 ; troisième en 1841.
DONZÉ.	50	. . . .	Opéré en 1839 ; un an après, réapparition des souffrances ; en 1841, seconde opération douloureuse ; la prostate était hypertrophiée ; il y avait catarrhe intense de vessie ; le malade conserve des besoins fréquents d'uriner.

MALADES.	AGE.	RÉSIDENCE.	OBSERVATIONS.
Dugommier.	65	....	Opéré en 1835, il se porta bien pendant quatre ans ; nouvelle opération très facile en 1840 ; la pierre était friable ; la vessie est depuis longtemps frappée d'atonie.
Coiseau.	78	Tours.	Opéré en 1833 ; prostate volumineuse, refoulant le col vésical en arrière, au point que les instruments les plus longs pouvaient à peine arriver jusqu'à la vessie ; plusieurs calculs durs ; opération douloureuse ; convalescence longue ; seconde opération en 1839 ; point de changement dans l'état des organes.
Forest.	69	....	Fut taillé il y a douze ans ; les douleurs reparurent il y a dix-huit mois ; plusieurs pierres ; vessie fongueuse ; opéré par la lithotritie en 1846 ; guérison en deux séances.
Poullard.	68	....	Opéré par la lithotritie en 1835 ; fut repris en 1837 et opéré de nouveau ; la pierre se reproduisit une troisième fois sous l'influence d'un catarrhe vésical opiniâtre.
Thomas.	65	Meaux.	Opéré par la lithotritie en 1832 ; recommence à souffrir en 1838 ; néglige les premières douleurs, et ne se décide que deux ans après à réclamer les secours de l'art ; pierre volumineuse ; santé mauvaise ; tumeur au col vésical ; passage de la sonde difficile, douloureux. On craint que le malade ne puisse pas supporter un long traitement ; cystotomie périnéale ; extraction avec la pierre d'une grosse tumeur fongueuse ; guérison.
Collignon.	64	Clichy.	Grosse pierre très dure ; prostate volumineuse ; opération difficile, douloureuse ; au bout d'un an, retour de la pierre ; cette fois c'était un amas de matière phosphatique, qui se reproduisait avec une promptitude extraordinaire, au point qu'il fallut opérer trois fois du 26 août au 17 janvier ; depuis, la guérison s'est soutenue.
Rocher.	85	Paris.	Opéré en 1828, il a joui d'une bonne santé pendant onze ans. En 1840, quelques douleurs vagues en urinant et après l'exercice ; la pierre grossit, et les organes deviennent malades ; la lithotritie étant impossible, le malade fut tellement effrayé par l'idée de la taille, qu'il se tua en se jetant par la fenêtre.

MALADES.	AGE.	RÉSIDENCE.	OBSERVATIONS.
GRÉGORY.	70	Paris.	Opéré en 1835 ; de loin en loin, quelques difficultés d'uriner, résultat d'une atonie de la vessie ; nouvelles douleurs en 1843 ; plusieurs petits calculs, facilement détruits en trois séances très courtes de lithotritie.
LEPINTEUR.	66	. . . .	Opéré en 1837, il se porte bien jusqu'en 1842 ; nouveaux symptômes de la pierre; plusieurs petits calculs durs dans une vessie très irritable; opération nouvelle en 1843 ; troisième récidive en 1844 ; mais cette fois l'état des organes ne permet pas d'opérer.
BOUCHER.	76	Paris.	Première opération en 1835, après laquelle le malade continue de rendre du sable ; la pierre reparaît, et elle fut heureusement détruite en 1840.
ROLAND.	75	Paris.	Opéré en 1832, il s'est bien trouvé jusqu'en 1838 ; à cette époque, plusieurs calculs très petits et faciles à écraser ; guérison prompte.
GRIMAIL.	68	Bordeaux.	Opéré et guéri en 1840 ; nouveaux accidents vers la fin de 1842 ; seconde opération, facile, en 1842 ; guérison prompte.
DESPONTS.	00	Paris.	Opéré en 1841, sa vessie resta paresseuse, et l'urine, depuis longtemps chargée de mucosités, persista dans le même état ; en 1843, les douleurs de la pierre reparurent ; petit calcul très friable, détruit en une séance.
BROUSSAUD, *médecin.*	62	Paris.	Opéré en 1826, il se porta bien pendant quatorze ans ; en 1841, nouveaux symptômes de la pierre ; plusieurs petits calculs lisses et fort durs ; on se préparait à une nouvelle opération, et déjà une première séance d'exploration avait eu lieu, quand une attaque d'apoplexie emporta le malade.
DUPUCH.	70	Bordeaux.	Opéré en 1838 pour une grosse pierre dure d'acide urique ; santé parfaite jusqu'en 1845 ; maladie grave, suivie d'amaigrissement, et d'enflure des extrémités, mais sans catarrhe vésical ; en 1846, nouvelle opération, pour plusieurs calculs d'acide urique durs ; rien de particulier dans la manœuvre ; guérison.
POMMEREAU.	65	Toulouse.	Lithotritié en 1838 ; plusieurs calculs fort durs ; organes très irritables ; opération douloureuse ; santé bonne jusqu'à la fin de 1844 ; nouveaux

MALADES.	AGE.	RÉSIDENCE.	OBSERVATIONS.
			symptômes de la pierre ; souffrances progressives ; autre opération en 1846 ; première séance très douloureuse ; les trois suivantes, qui complètent le traitement, le sont de moins en moins. Les calculs étaient de même nature à la première et à la seconde opération.
CAILLETET.	59	Châtillon.	Opéré en 1829 ; en 1833, il recommença à souffrir ; en 1838, nouvelles souffrances. J'avais reconnu aux premières opérations que la prostate était volumineuse et que la vessie se contractait faiblement : cependant il n'y avait pas de catarrhe. Aussi, comme par le passé, les calculs étaient-ils d'acide urique, lisses, fort durs, mais petits et faciles à détruire ; guérison très prompte.
DUPENNE DE BEAUCOURT.	73	Annecy.	Opération en 1828 ; autre en 1835, pour une nouvelle pierre ; en 1841, troisième application de la lithotritie ; calcul friable et facile à détruire ; le malade conserve des besoins d'uriner fréquents et parfois douloureux.
VOINCHET.	60	. . . .	Opéré en 1837 ; récidive et nouvelle opération en 1840 ; deuxième récidive en 1841 ; troisième en 1842 ; opération toujours facile ; quatrième récidive en 1843 ; cette fois l'opération offrit plus de difficultés ; un amas de matière lithique s'était formé, vers le fond de la vessie, dans une excavation, d'où j'eus de la peine à l'extraire.
VERSPEYEN.	38	Gand.	Opéré en 1836, fut de nouveau atteint de la pierre en 1838 ; opération facile ; guérison prompte et sans accidents (1).

(1) Ce malade avait une ankylose du fémur, avec déviation des membres en dedans,

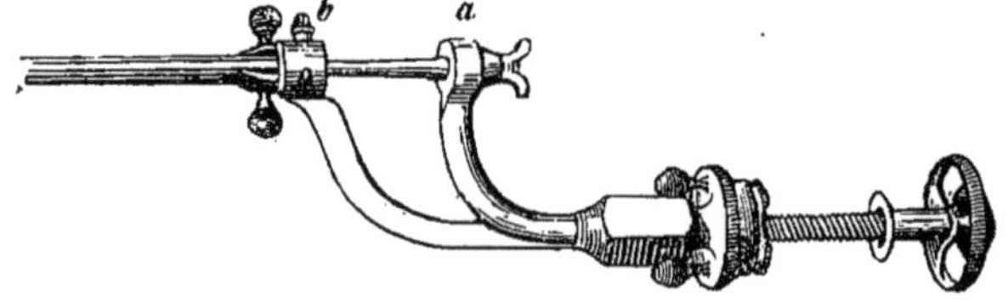

qui s'opposait à l'introduction des instruments ordinaires ; j'en fis construire un spécial, dont je donne la figure ci-dessus.

VII. Malades qui, placés en dehors des conditions de la lithotritie, se sont résignés à subir la taille.

MALADES.	AGE.	OBSERVATIONS.
Legoulon.	55	Grosse pierre ; vessie très irritable ; catarrhe ; épuisement de la constitution ; un essai de lithotritie me prouva que la pierre était dure, et que le broiement exigerait un grand nombre de séances ; taille hypogastrique, qui eut un plein succès.
Reveillière.	65	Très grosse pierre ; organes fort irritables ; lithotritie impossible ; taille hypogastrique ; guérison.
Laporte.	16	Pierre volumineuse et dure ; vessie racornie ; essai inutile de la lithotritie ; taille périnéale ; guérison prompte.
Capron.	12	Organes malades ; sujet très indocile ; essai inutile de la lithotritie ; taille périnéale ; convalescence longue ; guérison.
Aviez.	71	Épuisement par les souffrances ; vessie racornie ; prostate volumineuse ; grosse pierre ; l'exaltation de ce malade ne lui aurait pas permis de supporter la longueur du traitement par la lithotritie ; taille ; mort.
Guerbois, *médecin*.	62	On eut recours à la taille comme remède extrême ; le malade mourut d'épuisement le cinquième jour.
Lardenais.	83	Pierre énorme, qu'on n'aurait pu saisir avec les instruments de la lithotritie ; taille hypogastrique ; extraction du calcul très difficile ; mort le dixième jour.
D'Appreville.	66	Souffrances anciennes, très vives ; malade épuisé ; taille proposée en désespoir de cause ; mort le huitième jour.
Coquillard.	71	Grosse pierre ; douleurs atroces ; taille hypogastrique ; extraction longue et douloureuse, parce que la pierre se brise ; mort le trente-cinquième jour.
Seurre.	71	Pierre grosse et dure ; organes malades ; santé dérangée ; essai inutile de la lithotritie ; le malade ne se soumet à la taille que plusieurs mois après ; on la fit par l'hypogastre ; mort.
Baillargeau.	60	Ce malade avait été soumis à des tentatives de lithotritie, quand il vint me consulter ; sa vessie était pleine de pierres ; je conseillai la taille hypogastrique, qui eut un plein succès.
Thomas.	65	Grosse pierre, avec des fongosités ; sujet très irritable ; essai inutile de lithotritie ; taille périnéale, fort laborieuse ; convalescence longue ; guérison.
Hermé.	20	Grosse pierre ; vessie racornie ; catarrhe ; très indocile, le malade n'aurait pas supporté la longueur du traitement par la lithotritie ; taille périnéale ; mort.
Boislinard.	68	Souffrances anciennes ; plusieurs pierres ; vessie racornie ; irritabilité extrême ; taille proposée comme ressource extrême ; opération hypogastrique ; guérison.
Darnaud.	60	Mauvaise santé ; grosse pierre ; vessie racornie ; catarrhe ; essai de lithotritie, auquel on renonce, à cause des douleurs et de la longueur présumée du traitement ; taille ; guérison.
Meville.	65	Grosse pierre dure ; catarrhe ; mauvaise santé ; essai de la lithotritie ; la pierre, saisie, résiste à la pression ; je crains la longueur du traitement ; taille hypogastrique ; guérison.

MALADES.	AGE.	OBSERVATIONS.
HERBET.	65	Constitution appauvrie; douleurs vives; pierres volumineuses; deux essais inutiles de lithotritie; taille hypogastrique; guérison. La répugnance du malade pour l'opération avait déterminé à multiplier les explorations, pour être bien certain que la lithotritie était impossible.
LEGENDRE.	15	Grosse pierre; vessie racornie; catarrhe; lithotritie impossible; cystotomie; guérison.
CHABRIER.	75	Prostate volumineuse; souffrances excessives; la lithotritie me paraît inopportune; taille; mort peu de jours après. On ne trouva que de petits calculs; je regrettai d'avoir exploré le malade avec la sonde seulement, qui m'avait fait juger la pierre grosse; car la lithotritie aurait pu le sauver.
OESEN.	50	Constitution forte; graveleux depuis dix ans; calculeux depuis deux; urètre irritable et étroit; pierre volumineuse et dure; essai de lithotritie, douloureux à cause d'un engorgement de la prostate; plusieurs éclats sont expulsés, mais les besoins d'uriner deviennent plus fréquents, et les douleurs excessives, avec urine sanguinolente et fièvre. La crainte d'une cystite me détermina à pratiquer la taille par le périnée et sur le raphé, avec double incision à la prostate; difficulté d'extraire les éclats de pierre, qui sont volumineux, mais il n'y a pas de sang; la première incision du raphé se fit à sec; guérison.
LEDUC.	7	Grosse pierre; souffrances excessives; vessie racornie; incontinence d'urine; lithotritie impossible; observation détaillée page 175.
CHAPERON.	20	Pierre volumineuse; vessie paresseuse; catarrhe; mauvaise santé; lésion rénale présumée; lithotritie impossible; taille; mort au trente-troisième jour, de pleurésie.
DESNUS.	66	En 1845, je trouvai ce malade si gravement atteint, que toute opération me parut contre-indiquée; au bout de quelques mois, un traitement médical ayant amélioré son état, la taille réussit parfaitement. Il ne passa pas une goutte d'urine par la plaie, quoiqu'une fois la sonde se fût engorgée et la vessie distendue, au point de faire éprouver au malade les douleurs de la rétention; guérison complète le treizième jour.
PEARRON.	67	Très grosse pierre dure et rebelle à la lithotritie; prostate volumineuse; atonie de la vessie; taille hypogastrique; mort.
SÉNÉ.	43	Le volume de la pierre et l'irritabilité de la vessie détournent de pratiquer la lithotritie; taille bilatérale; mort le huitième jour.
KARKADEC.	55	Grosse pierre; essai inutile de lithotritie; taille; guérison.
BILLAU.	22	Très grosse pierre, impossible à saisir avec un gros instrument; taille hypogastrique; guérison.
FONTAINE.	65	Plusieurs pierres; vessie irritable; essai de lithotritie; les douleurs augmentent; taille; guérison.

VIII. Malades qui n'ont pas subi d'opération, et qui ont continué de vivre, ou qui sont morts par suite des progrès de la taille.

MALADES.	AGE.	OBSERVATIONS.
LESPINASSE.	45	Petite pierre; organes malades; santé ruinée; lithotritie inopportune. Le malade garde la pierre; il sort de l'hôpital, et meurt d'épuisement, cinq mois après.
ROYER.	54	Grosse pierre; santé ruinée; toute opération est impossible; mort d'épuisement un mois après l'entrée à l'hôpital.
CAILLOUX.	55	Santé mauvaise; plusieurs grosses pierres: toute opération inopportune; mort un mois et demi après l'entrée à l'hôpital.
MOULIN.	51	Grosse pierre; lésions graves des parois vésicales; toute opération contre-indiquée; mort quinze jours après l'entrée à l'hôpital.
DESCHAMPS.	64	Santé mauvaise; organes urinaires très irritables; catarrhe purulent; lithotritie impossible; refus de la taille; mort trois semaines environ après l'entrée à l'hôpital.
MICHEL.	35	Santé ruinée; toute opération contre-indiquée; mort un mois après l'entrée à l'hôpital. Les douleurs dataient de la plus tendre enfance.
THOMASSIN.	55	Grosse pierre; organes malades; lithotritie inopportune; refus de la taille; mort deux mois après l'entrée à l'hôpital.
HAUDIBOURT.	61	Petite pierre; épuisement qui exclut toute opération; mort deux mois et demi après l'entrée à l'hôpital. On trouva des calculs dans les reins.
CHANOVE.	67	Organes très malades; opération contre-indiquée; mort le vingt-deuxième jour de l'entrée à l'hôpital. Désorganisation des reins.
BERGOGNANT.	83	Calculs, dont plusieurs volumineux; vessie très malade; santé ruinée; toute opération contre-indiquée; mort vingt et un jours après l'entrée à l'hôpital.
VAUDRAN.	50	Lésions organiques profondes; mort quinze jours après l'entrée à l'hôpital; ulcérations profondes et étendues dans la vessie.
ROLIN.	50	La pierre ne pouvant être embrassée par le lithoclaste fenêtré, il fallut renoncer à la lithotritie; la taille seule pouvait sauver le malade; contre mon avis, elle fut ajournée; les accidents ne firent que s'aggraver.
DUPREY.	78	Fongus avec la pierre; mort avant qu'on ait pu prendre un parti.
BOULAND.	58	Souffrances très anciennes; deux grosses pierres; organes très irritables; constitution détériorée; lithotritie impossible; taille refusée.
ÉTANCELIN.	45	Santé dérangée; constitution épuisée; mort un mois après l'entrée à l'hôpital.
WERDUC.	70	Petite pierre; pas de lésions locales profondes, mais désordres généraux graves; mort après vingt-quatre jours de séjour à l'hôpital. Vésicule biliaire et son canal pleins de calculs.

MALADES.	AGE.	OBSERVATIONS.
BRAULT.	54	Lésions graves de la vessie; mort le quarante-cinquième jour.
PROT.	59	Constitution ruinée ; grosse pierre; mort au bout de six semaines, avant qu'on eût pris un parti.
LABBÉ.	18	Épuisement extrême; fièvre; mort en quelques jours. Abcès dans les reins; gros calcul mûral.
NIVARD.	00	Grosse pierre ; santé délabrée ; organes malades ; lithotritie impossible; le malade sort de l'hôpital.
GUÉRIN.	79	Pierre très ancienne, volumineuse; vessie malade; santé ruinée ; opération impossible; mort au bout de quelques jours.
GONDALLIES.	70	Pierre très grosse; santé ruinée, urine purulente; hématuries fréquentes et abondantes; aucune opération praticable; mort peu de temps après.
WATTERSTED.	60	Douleurs vagues; dépérissement; opération ajournée; le malade retourne dans son pays, et meurt sept mois après.
DUCOQ.	65	Grosse pierre ; lithotritie impossible ; organes encore sains, mais constitution défavorable pour une grande opération. Le malade continue de vivre depuis cinq ans, sans trop souffrir.
COUSIN.	79	Souffrances anciennes, parfois très vives; organes fort irritables; lithotritie impossible; le malade ne veut pas entendre parler de la taille; je lui ai conseillé de ne pas s'y soumettre.
DARESTE.	70	Constitution molle, épuisée ; souffrances locales vives; trouble de toutes les fonctions; fièvre continue; toute opération impossible; mort au bout d'un mois.
CARCIN.	72	Grosse pierre; paralysie incomplète de la vessie; lithotritie impossible; refus de la taille ; mort au bout de quelques mois.
CASADAVENT.	72	Pierre ancienne; organes très irritables; opération ajournée; mort quelques mois après.
CHILLÉ.	80	Plusieurs calculs ; vessie paresseuse ; grande difficulté d'uriner; douleurs excessives; santé ruinée; opération ajournée.
LOUAULT.	85	Souffrances anciennes, mais vagues; organes malades; constitution affaiblie; opération ajournée ; mort quelques mois après, par apoplexie.
MONDORET.	60	Épuisement par les douleurs; organes très irritables; toute opération contre-indiquée ; mort quelques jours après. Pierre friable et d'une fétidité repoussante, qui a persisté plusieurs mois.
FABRICIUS.	70	Grosse pierre; tuméfaction considérable de la prostate; vessie à cellules; je donne cette observation détaillée page 185.
PERREIN.	85	Souffrances anciennes ; hernie scrotale irréductible, du volume de la tête d'un adulte; hypertrophie du foie; grosse pierre dans la vessie ; l'état local et général s'opposant à toute opération, le malade garde sa pierre.
DOMMERGUE.	43	Pierre constatée; lithotritie possible ; mais le malade ne voulut pas se laisser opérer à l'hôpital, et retourna chez lui.

MALADES.	AGE.	OBSERVATIONS.
Pelleporc.	60	Souffrances anciennes, de plus en plus vives; je fus appelé près du malade à Stenay, mais trop tard; les accidents marchèrent avec tant de rapidité qu'il était mort une heure avant mon arrivée.
Musnier.	62	Plusieurs pierres; paralysie de la vessie; santé mauvaise; affection rénale; mort.
Urdanate (de Venezuela).	56	Souffrait depuis quinze ans d'atroces douleurs dont on méconnut la cause; en 1845, à Londres, on lui conseilla la lithotritie; il vint à Paris; la pierre me parut si grosse, la vessie tellement racornie, et la santé si délabrée, que je ne songeai pas un seul instant à l'opérer. Il mourut peu de jours après.
Renault.	50	Maladie ancienne, très vague; irritabilité locale excessive; santé épuisée; je ne crus pas devoir faire l'opération. Un autre la pratiqua, et le malade mourut peu de jours après.
Dumoutier.	00	Grosse pierre; prostate très volumineuse; hématuries abondantes; impossibilité d'uriner naturellement. L'opération ne me paraît pas applicable; un autre y a recours, et le malade meurt peu de jours après.
Lebreton.	80	Grosse pierre; santé ruinée; vessie très irritable; la lithotritie me paraît inopportune; elle est employée par un confrère, et l'état du malade empire; il meurt quelque temps après.

Paris. — Imprimerie de L. MARTINET, rue Jacob, 30.

www.ingramcontent.com/pod-product-compliance
Ingram Content Group UK Ltd.
Pitfield, Milton Keynes, MK11 3LW, UK
UKHW022149170726
13837UKWH00004B/1875

9 782329 164854